AF319678

SÉRUMTHÉRAPIE ET DIPHTÉRIE

PAR

M. S. ARLOING

Présenté à l'Académie des Sciences, Belles-Lettres et Arts de Lyon
dans sa séance du 5 Mars 1895.

I

CONSIDÉRATIONS SUR L'ORIGINE DE LA SÉRUMTHÉRAPIE

La sérumthérapie est une méthode de traitement des maladies infectieuses, par laquelle on communique rapidement l'immunité à un malade par transfusion du sang ou du sérum sanguin d'un autre sujet naturellement réfractaire ou rendu artificiellement réfractaire par des procédés de laboratoire.

En raison de ses rapports avec le traitement de la diphtérie, elle est devenue l'objet de toutes les conversations et des plus légitimes espérances.

A l'émotion qu'elle souleva au mois de septembre dernier, à la suite du Congrès international d'hygiène tenu à Budapest, on aurait pu croire qu'elle surgissait brusquement parmi les bactériologistes étonnés.

Cependant la sérumthérapie date de quelques années et

ses origines remonteraient même à plus de quinze ans en arrière, si on les poursuivait jusqu'à l'initium.

Dernièrement, on s'est trompé en rattachant l'hématothérapie à une expérience faite par Maurice Raynaud, en 1877.

Ce médecin produisit l'état réfractaire sur une génisse, en injectant dans la veine jugulaire 150 grammes du sang d'une autre génisse en pleine éruption vaccinale. Fort de ce résultat, il essaya de vacciner des enfants avec le sang de génisses portant des pustules vaccinales; mais ce fut sans succès.

Il suffit de réfléchir un instant à cette expérience, à ses conditions, pour ne pas l'assimiler à la sérothérapie : Maurice Raynaud a inoculé du sang chargé de particules virulentes, autrement dit une dilution sanguine de virus vaccin. Au surplus, l'auteur n'avait et ne pouvait avoir d'autre but, étant donné les idées qui régnaient en bactériologie au moment où il expérimentait. Si on la regardait comme la pierre d'attente de la sérothérapie, il faudrait placer à côté d'elle plusieurs expériences, y compris celles que nous avons faites avec M. Cornevin sur le charbon symptomatique, où l'on tenta de créer l'immunité avec le sang de sujets sous le coup d'une maladie infectieuse.

La sérumthérapie procède scientifiquement :

1° Des expériences où l'on démontre la transmission de l'immunité avec le sang privé de microbes ;

2° De la notion de l'existence de matières surajoutées au sang chez les sujets guéris d'une maladie infectieuse non récidivante.

Si tel est le véritable critérium, et j'en suis fermement convaincu, nous pouvons avancer que l'arbre qui donne aujourd'hui de si beaux fruits a ses racines implantées dans le sol des laboratoires lyonnais. Je n'aurai pas de peine à le prouver.

A

On savait depuis fort longtemps qu'un certain nombre de maladies virulentes ne récidivent pas, telles par exemple, la variole, la rougeole, la scarlatine, la fièvre typhoïde. Ces maladies, en guérissant, laissent donc l'organisme dans un état spécial désigné en pathologie sous le nom d'*immunité*, état qui exempte ou préserve d'une nouvelle atteinte.

L'immunité parut plus ou moins mystérieuse et l'étude de ses causes fut à peine abordée jusqu'au jour où l'on sut que l'agent de la virulence est un microbe, c'est-à-dire un végétal microscopique, qui pullule, vit et accomplit la plupart de ses fonctions physiologiques dans les organes des malades.

A dater de ce jour, on crut qu'en gagnant l'immunité, un organisme était devenu impropre à la végétation et à la multiplication d'un microbe déterminé.

La logique nous poussait à chercher la cause pour laquelle un organisme jadis si apte à servir de milieu de culture avait perdu cette propriété.

Tout d'abord, M. Pasteur, se prévalant de certains faits observés par M. Raulin dans la culture artificielle d'une moisissure, suppose que, dans une première atteinte, les microbes altèrent les humeurs de l'économie vivante en les épuisant de quelques principes difficiles à récupérer. Tant que l'économie n'aura pas retrouvé la quantité de ces principes perdue, elle est et restera au-dessus des attaques des mêmes microbes.

Mais M. Chauveau s'aperçut que l'immunité de certains sujets était vaincue, si on leur inoculait au même instant un grand nombre de microbes.

Cette observation était inconciliable avec la théorie de l'épuisement.

Aussi, M. Chauveau admit-il que l'immunité résulte de l'adjonction au sang de principes nouveaux qui en font dorénavant un mauvais milieu de culture.

En résumé, on gagnerait l'immunité parce que le sang se charge de produits vaccinants sous l'influence de la première maladie.

Il s'agissait d'en fournir une démonstration plus évidente.

M. Chauveau entreprit, dès 1879, une suite d'observations et d'expériences sur le charbon, d'où il conclut que la partie liquide du sang, débarrassée des bacilles virulents, mais chargée des produits de la virulence, peut créer l'immunité.

En effet, les agneaux nés de brebis inoculées du charbon pendant la gestation sont réfractaires aux bacilles de cette maladie, bien que, dans la grande majorité des cas, les jeunes aient été simplement imprégnés du plasma sanguin de la mère.

Ces expériences furent attaquées à tort pour les conditions spéciales où s'était placé M. Chauveau. En tout cas, la conséquence de leur résultat subsiste dans sa généralité, et le rôle de la partie dissoute du sang dans la transmission de l'immunité était bien arrêté dans l'esprit de M. Chauveau, en 1881. On en trouve le témoignage dans le discours qu'il a prononcé à Alger, à l'ouverture du Congrès de l'Association française pour l'avancement des sciences. Faisant allusion à la création de l'immunité par le sang, M. Chauveau place les paroles suivantes dans la bouche d'une mère parlant à son enfant :

« Tu partages mon sang et ma vie. Je te donne ma vigueur et ma beauté, les qualités qui ornent mon cœur et mon intelligence.... Des maladies qui s'abattront sur moi, tu tireras parfois un principe de résistance aux effets de la contagion à laquelle tu seras exposé plus tard, quand tu jouiras de ta vie propre. Pour t'assurer cette préservation, je pour rai même courir au-devant du mal et rechercher volontairement l'inoculation infectieuse qui te procurera, par mon intermédiaire, le précieux bénéfice de cette immunité. »

Par conséquent, si M. Chauveau n'a pas découvert la sérumthérapie (et il n'a pas cette prétention), ses travaux peuvent suggérer l'idée de cette méthode.

Je citerai, d'ailleurs, un autre témoignage que le mien, car on pourrait me soupçonner d'affectueuse partialité. C'est celui du professeur Ch. Richet qui pourtant revendique pour lui la pensée d'employer le sang des animaux réfractaires à prévenir ou à affaiblir une maladie virulente.

Voici les propres paroles de M. Richet :

« En 1881, comme je faisais, en qualité d'agrégé de la Faculté de médecine de Paris, mon cours de physiologie à la Faculté, en parlant du sang et des substances chimiques contenues dans le sang, désignées sous le nom très vague de matières extractives, j'indiquai la grande importance de ces substances, et je rappelai à cette occasion une belle observation, toute récente, de M. Chauveau, sur la résistance des moutons algériens au charbon. Alors que les moutons français succombent toujours à l'inoculation charbonneuse, les moutons algériens résistent. Qui sait, disais-je alors, si l'injection du sang d'un mouton algérien à un mouton français ne le rendrait pas rebelle à l'infection charbonneuse ? Ce serait une bien intéressante expérience à tenter [1]. »

Cette expérience a été faite quelques années plus tard par M. Rondeau qui était le préparateur du cours de physiologie, mais autrement que l'avait indiqué M. Richet, et le résultat fut négatif : il injecta à un mouton du sang de chien, animal à peu près réfractaire au charbon.

---

[1] Travaux du laboratoire de M. Ch. Richet, t. III, 1895.

Bref, en 1880, on avait entrevu la possibilité de créer l'immunité avec la portion dissoute du sang d'un malade. Toussaint apporta alors un élément important en établissant que l'on pouvait vacciner des moutons contre le charbon avec du sang charbonneux dont les microbes étaient tués par la chaleur avant l'inoculation.

Mais une connaissance plus intéressante et plus féconde découlait de celle-là, savoir : que le sang devait sa propriété immunisante aux principes nouveaux que la maladie avait ajoutés à sa masse liquide.

B

Si le sang doit cette propriété aux produits sécrétés par les microbes qui vivent à son intérieur, il n'y pas de raison pour que les bouillons de culture dans lesquels on fait végéter et pulluler des microbes ne la possèdent pas aussi dans une certaine mesure.

On savait, depuis une belle expérience faite par M. Pasteur, que le bouillon d'une culture du microbe du choléra des poules renferme des substances nocives capables de déterminer les symptômes qui accompagnent la maladie naturelle. Mais on supposait seulement que les substances vaccinantes existaient à côté des substances toxiques.

Cette hypothèse maintes fois émise par M. Bouchard a été démontrée exacte pour plusieurs maladies par Woolridge, Salmon et Smith, Charrin, Roux et Chamberland, pour citer les premiers auteurs qui aient fait cette vérification, et par nous-mêmes en ce qui regarde les cultures du *Bacillus anthracis*.

La preuve a été donnée dans ces derniers temps d'une manière plus décisive encore par deux de mes élèves, aujourd'hui des maîtres, MM. les agrégés Rodet et Courmont. Ces expérimentateurs sont parvenus à séparer la matière vaccinante de la substance toxique dans les cultures du staphylocoque pyogène, à l'aide de l'alcool.

Des recherches d'un autre ordre apportèrent en passant une confirmation précieuse des idées sur la participation des toxines microbiennes déversées dans le sang à la création de l'immunité.

Grohman, de Dorpat, Fodor, de Budapest, Nuttal, Niessen, Charrin et Roger montraient que le sang des sujets vaccinés est généralement *microbicide*, c'est-à-dire inapte ou peu favorable à la vie du microbe vaccinant.

Quant il se prête au développement du microbe, il lui imprime une atténuation plus ou moins marquée.

M. Courmont, chef des travaux adjoint de mon laboratoire, a fait récemment des constatations analogues sur un microbe du pus. Je pourrais même dire plus complètes, car après quatre générations dans le milieu bactéricide, le microbe avait perdu ses propriétés pathogènes.

C

Au cours des nombreuses expériences faites dans le but de montrer le pouvoir bactéricide ou atténuant du sang des sujets vaccinés, on s'aperçut que ce pouvoir est une propriété générale appartenant au sang de tous les individus et s'exerçant plus ou moins sur tous les microbes.

Il est très rarement absolu, même chez les individus les plus solidement vaccinés. Néanmoins, certaines personnes ont admis que les animaux naturellement réfractaires à telle ou telle maladie virulente étaient préservés grâce à la qualité bactéricide spéciale de leur sang.

Nous touchions à l'année 1888.

M. Ch. Richet, associé à M. Héricourt, reprit la voie que

les travaux de M. Chauveau lui avaient montrée huit ans auparavant, mais avec plus d'assurance puisque l'on venait de s'apercevoir que chez des animaux naturellement réfractaires le sang est généralement bactéricide.

Ils étudiaient un microbe pyogène pour le lapin et non pour le chien. Ils essayèrent de transfuser le sang du chien au lapin dans le but de le préserver contre l'action de ce microbe. Ils réussirent et constatèrent, en outre, que l'effet préservateur est plus accusé si le chien transfuseur a été inoculé antérieurement avec les cultures du microbe.

L'année suivante, ils transfusèrent au lapin du sang de chiens normaux ou tuberculisés dans l'intention de le prémunir contre le bacille de la tuberculose.

Le choix du transfuseur n'était pas irréprochable, car si le chien présente plus rarement la tuberculose que d'autres espèces, il en est quelquefois affecté. Néanmoins, l'influence des injections fut assez manifeste pour fixer l'attention.

En 1890, MM. Bertin et Picq, de Nantes, observaient qu'une injection de sang de chèvre entravait le développement de la tuberculose expérimentale sur le lapin.

A ce moment, s'intercale la retentissante communication de M. Koch au Congrès international de médecine de Berlin, sur la guérison de la phtisie par un produit que l'on sut plus tard être un extrait concentré des cultures du bacille tuberculeux. Alors, on rivalise partout d'émulation, et l'on se risque d'appliquer à l'homme les injections de sang, et cette fois à *titre curatif*.

Dès le mois de novembre 1890, MM. Bertin et Picq opposaient des injections intra-musculaires de sang de chèvre aux progrès de la phtisie humaine. En 1891, le professeur Lépine essayait d'enrayer la tuberculose de l'homme par l'injection, sous la peau et même dans les veines, du sang de chèvre défibriné.

Au laboratoire comme à l'hôpital, l'action curative du sang des sujets réfractaires ou vaccinés laissait beaucoup à désirer. Au contraire, l'action préventive, sans être absolument satisfaisante, n'était pas douteuse.

Le sang des immunisés a bien réellement acquis des propriétés nouvelles.

Et ces propriétés sont bien dues à la présence de matières solubles et non à celle des éléments solides, globules rouges et blancs, puisque M. Buchner (1889) a vu le sang privé de globules exercer une action microbicide et puisque M. Bouchard a pu, le premier en 1890, augmenter la résistance d'un animal à une infection microbienne, en lui injectant non le sang frais, non le sang complet, mais simplement le sérum du sang d'un autre animal vacciné, c'est-à-dire la partie liquide qui se sépare spontanément du sang coagulé.

En conséquence, grâce aux faits précédemment exposés, on savait que le sang ou le sérum sanguin d'un animal immunisé ou d'un animal réfractaire à une maladie infectieuse déterminée peut, injecté à un autre animal, augmenter sa résistance et le préserver dans une certaine mesure contre cette maladie. Mais aucun de ces faits ne permettait d'admettre que le sang ou le sérum pouvait arrêter une infection commencée.

Aussi, MM. Ogata et Jasuhara, de Tokio, ont-ils enrichi la science d'une acquisition nouvelle en démontrant expérimentalement que le sérum sanguin d'un animal réfractaire au charbon, comme la grenouille et le chien, peut guérir des souris en proie à la maladie charbonneuse.

Ce fut le premier fait établissant le pouvoir curatif du sang des espèces réfractaires.

D

On s'est demandé avec intérêt de quelle manière le sang devenait bactéricide et immunisant.

Est-ce par son association pure et simple avec les substances vaccinantes sécrétées par les microbes dans l'organisme ou dans leurs cultures ? Est-ce par un autre mécanisme ?

Puisque dans certaines espèces cette propriété se rencontre chez deux individus vierges de toute inoculation, on ne saurait l'attribuer au mélange du sang et des produits microbiens. M. Bouchard a beaucoup insisté pour démontrer qu'elle tient à la présence d'une substance nouvelle formée par les cellules de l'économie au contact des toxines bactériennes.

Il a fait observer que la matière vaccinante d'origine microbienne ne tarde pas à disparaître de l'organisme ; quinze jours après l'injection, on n'en trouve plus trace. Pourtant, à ce moment, le sang contient « quelque chose qu'il ne contenait pas avant, quelque chose qui, transporté chez un animal sain, diminue sa réceptivité ».

Cette substance, appelée en 1890 par Hankin *globuline bactéricide*, *protéine défensive*, se différencie des toxines vaccinantes de plusieurs manières :

Elle se développe lentement et non toujours proportionnellement à la quantité de toxine introduite dans l'économie. Si on saigne l'animal, elle se reproduit avec le sang nouveau. Injectée avec le sang ou le sérum, elle produit l'immunité d'emblée, comme si l'on mélangeait une substance antiseptique aux liquides de l'organisme. Ses effets immunisants ne sont pas accompagnés d'effets toxiques. Enfin, si l'immunité par le sérum vaccinant est obtenue d'emblée,

elle est plus fugace, beaucoup moins durable que l'immunité résultant de l'évolution du microbe ou de l'introduction
des toxines microbiennes dans l'économie même du malade.

On a appris en 1891 que M. Ehrlich avait immunisé des
animaux contre deux poisons végétaux, l'abrine retirée des
graines de jéquirity, la ricine retirée des graines de ricin, et
que le sang des animaux était lui-même immunisant.

Les phénomènes se succèdent ici de la même manière que
dans l'immunisation par les microbes ou les produits microbiens. Or, comme l'abrine et la ricine sont deux albuminoïdes toxiques d'origine végétale, il est permis de supposer
que les toxines microbiennes vaccinantes sont aussi des
substances albuminoïdes.

Ces albuminoïdes toxiques, administrés à faible dose,
stimulent donc certaines cellules du corps que nous ne con-
naissons pas d'une façon précise, et les accoutument à
produire la substance immunisante pour un temps plus ou
moins long. Le sang est naturellement le milieu où elle
s'accumule et d'où elle peut être transportée dans un autre
organisme.

L'immunisation avec les microbes ou les produits microbiens est donc toujours secondaire ; la création de la résistance avec le sérum, seule, est directe.

E

Parvenu à ce point de mon argumentation, si je jette
un coup d'œil en arrière, je vois que depuis sa rénovation,
en moins de quinze ans, de 1875 à 1890, la bactériologie a
réalisé ou entrevu des applications préventives ou thérapeutiques fort intéressantes.

D'abord, elle apprend à prévenir les maladies virulentes
avant ou immédiatement après leur inoculation ; maintenant,

elle entrevoit la possibilité de guérir une maladie en pleine évolution.

Au début, elle prévenait les maladies virulentes dangereuses en provoquant artificiellement avec des microbes atténués une affection beaucoup moins grave que la maladie naturelle.

Les vaccins des deux charbons, du rouget, de la péripneumonie contagieuse du bœuf, sont des cultures atténuées du microbe de ces maladies.

Avec la découverte du traitement de la rage après morsure coïncide l'usage des substances solubles d'origine microbienne. M. Pasteur est convaincu qu'au commencement du traitement antirabique, on n'inocule pas le microbe de la rage à l'état vivant, mais simplement les produits sécrétés par le microbe dans l'épaisseur de la moelle épinière d'un lapin rendu enragé dans des conditions déterminées.

Aujourd'hui, l'ère de la vaccination par les substances solubles est en plein épanouissement.

F

L'atténuation ou la *vaccinification* des microbes virulents a paru aux yeux étonnés de nos contemporains comme la plus grande conquête de la science moderne.

Cependant, n'oublions pas que la vaccination avec les microbes atténués n'est pas sans danger. Pour une cause souvent impossible à prévoir, que le microbe ne soit pas assez atténué ou que la susceptibilité du sujet soit plus grande que d'ordinaire, la vaccination se transforme en une maladie aussi grave que la maladie naturelle.

On conçoit qu'en pareille occurence, la vaccination soit restée longtemps circonscrite aux animaux domestiques où les bénéfices de l'opération peuvent être achetés au prix de quelques déboires. Lorsqu'il s'agit de la vie humaine, la réserve s'impose.

Quand on sut que l'immunité pouvait résulter de l'inoculation des matières solubles abandonnées par les microbes dans leurs cultures, en d'autres termes, de l'inoculation de cultures filtrées, c'est-à-dire encore d'une opération incapable de causer une maladie complète et de créer un centre de contagion, on songea à l'admission prochaine de l'homme aux bénéfices de l'immunisation artificielle.

Malheureusement, les sécrétions microbiennes sont très complexes. La matière vaccinante est associée à d'autres produits dont les effets sont menaçants pour nos grandes fonctions. L'usage des toxines est d'autant plus redoutable qu'il exige l'emploi de doses fortes ou de petites doses fréquemment répétées pour procurer une immunité efficace, si bien qu'en voulant créer l'immunité, on risque d'empoisonner le patient.

L'homme n'allait donc retirer encore qu'un maigre bénéfice de l'immunisation artificielle.

Heureusement, les études persévérantes sur les propriétés immunisantes du sang ou du sérum sanguin des animaux vaccinés conduisirent à la connaissance d'un fait qui changea brusquement la face des choses.

MM. Behring et Kitasato s'aperçurent que le sérum sanguin des animaux immunisés par les toxines du microbe du tétanos conférait l'immunité sans exposer les sujets aux accidents redoutables provoqués par les toxines.

L'animal qui a reçu des injections extrêmement dangereuses rend une substance inoffensive et bienfaisante.

Cette substance produit des effets lorsqu'elle est injectée avant et après l'éclosion du tétanos expérimental, c'est-à-dire qu'elle est *immunisante* et *curative*.

Mais chose plus remarquable encore, elle peut neutraliser

in vitro l'action épouvantable de la toxine tétanique. Elle fut alors comparée à un contre-poison et reçut pour ce motif le nom d'*antitoxine*.

A cette époque, MM. Roux et Yersin découvraient que les bouillons de culture du bacille de la diphtérie sont capables de produire tous les troubles fonctionnels caractéristiques de la maladie naturelle.

MM. Behring et Kitasato tournent alors leur activité du côté de ces toxines et, répétant avec elles les expériences qu'ils avaient faites avec les toxines du bacille tétanique, obtinrent pour la diphtérie les mêmes résultats que pour le tétanos.

En 1891, ils avaient déjà parfaitement établi que le sérum sanguin des cobayes, des lapins et des moutons vaccinés contre la diphtérie peut annihiler le poison diphtérique *in vitro*, et *in corpore*, prévenir et guérir la diphtérie chez les animaux auxquels on l'injecte en quantité suffisante.

Kitasato, le premier, entreprit d'appliquer le sérum antitoxique à la guérison du tétanos chez l'homme.

Il a été suivi dans cette voie et avec des succès divers, par Tizzoni et Cattani, en Italie. Rénon, en France, etc.

MM. Behring et Ehrlich, avec le concours de Boer, Kossel, Wassermann, entreprirent aussi d'employer le sérum antidiphtérique à la guérison de la diphtérie humaine.

Le succès fut beaucoup plus grand que pour le tétanos, car on sait actuellement que le sérum antitétanique est surtout préventif et très faiblement curatif.

La préparation des animaux destinés à fournir le sérum antitoxique a offert beaucoup de difficultés.

Il a fallu atténuer les cultures, amoindrir leur toxicité, chercher la dose compatible au début avec la conservation de la vie et la progression à suivre dans l'immunisation pour doter le sang du pouvoir antitoxique désirable.

De grands efforts ont été déployés dans cette voie, en ce qui regarde l'immunisation du tétanos et de la diphtérie, par de nombreux expérimentateurs qui mériteraient tous une mention dans l'histoire de cette importante question, si on pouvait lui accorder tous les développements qu'elle comporte. Cependant, je citerai Carl Fraenkel, qui, le premier, a immunisé des cobayes contre le bacille diphtérique.

Il faut croire que Behring et Ehrlich avaient fini par trouver un procédé satisfaisant pour immuniser des animaux contre la diphtérie puisque, depuis plus d'un an, la maison Lucius Meister et Brüning, de Hoëchst-sur-le-Mein, a préparé sous leur contrôle et a mis en vente du sérum antidiphtérique.

A l'Institut Pasteur, MM. Vaillard, Vincent, Roux, Nocard, contrôlèrent les travaux étrangers sur le tétanos et MM. Roux, Martin et Chaillou, les travaux sur la diphtérie.

Les assertions de MM. Kitasato et Behring sur le tétanos furent confirmés, sauf en ce qui regarde le pouvoir curatif du sérum des immunisés.

Quant aux déclarations de MM. Behring et Ehrlich sur la sérothérapie, elles furent appuyées de la manière la plus catégorique par M. Roux, au Congrès international d'hygiène tenu à Budepest, au mois de septembre dernier.

La communication de M. Roux à Budapest eut un immense retentissement en France où la sérothérapie n'était connue que d'un petit nombre d'initiés. Elle en eut encore à l'étranger, parce qu'elle contenait avec tous les détails nécessaires la technique pour arriver sûrement à l'immunisation des sujets producteurs du sérum, et apportait des éléments statistiques nouveaux favorables à la néothérapeutique du croup.

La netteté des déclarations de M. Roux, l'autorité attachée à son nom et à l'Institut Pasteur ont largement contribué, il ne faut pas se le dissimuler, à accréditer la sérumthérapie dans les milieux scientifiques et médicaux et dans le grand public.

En résumé, les principes de la sérumthérapie étaient posés dès l'année 1890. Si on n'en a pas tiré parti immédiatement, faute de savoir créer par des injections nombreuses et graduées l'immunisation nécessaire à l'obtention d'un sérum digne d'entrer dans la pratique, l'œuvre de ces quatre dernières années a fait disparaître ce desideratum qui frappait la méthode de stérilité.

Du point culminant où nous sommes arrivé au-dessus du champ de la bactériologie, nous voyons encore émerger des sommets tout rayonnants d'espérance. Ils s'appellent la sérothérapie de la pneumonie, de la fièvre typhoïde, du choléra, du typhus exanthématique, de la fièvre puerpuérale, la sérothérapie du rouget du porc, de la septicémie de la souris, de la maladie pyocyanique. Cette perspective brillante permet d'entrevoir de nouveaux bienfaits pour l'espèce humaine.

Toutefois, il ne faudrait pas en inférer que nous connaissions à fond le mécanisme de l'immunité et le processus qui aboutit à la création d'un sérum· immunisant, préventif et curatif.

Théoriquement, nous ignorons encore beaucoup de choses. Aussi faut-il féliciter doublement les expérimentateurs hardis qui, pressentant un avantage incontestable, ont tourné momentanément les difficultés dressées sur leur route pour courir aux applications.

Vingt années d'efforts, parsemées de succès et de silencieuses déconvenues, nous ont conduit à la guérison quasi certaine de la diphtérie et sur la voie de nouveaux progrès.

N'est-ce pas le cas de dire que la science comme la nature ne fait rien par bond et qu'une grande découverte, telle qu'on l'entend dans le monde, est la conclusion d'une multitude de petites découvertes théoriques greffées les unes sur les autres.

II

PRÉPARATION DU SÉRUM ANTIDIPHTÉRIQUE. PROPRIÉTÉS DU SÉRUM

Le sérum antidiphtérique est un produit de réaction de l'organisme animal soumis fréquemment à l'action des poisons sécrétés par le microbe producteur de la diphtérie.

L'antitoxine produite dans ces conditions s'accumule dans le sang et s'échappe même au-dehors par la sécrétion lactée.

Le microbe est un bacille vu par M. Klebs, complètement étudié par M. Löffler et connu pour ce motif sous le nom de *bacille de Löffler*.

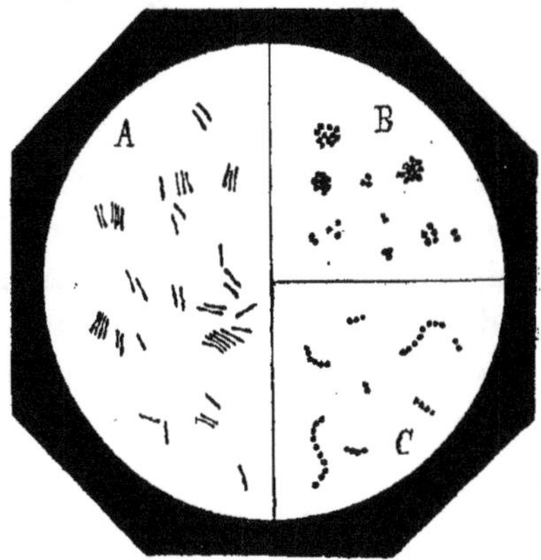

Fig. 1. — A, Bacille de Löffler. — B, Coccus Brisou[1]. — C, Streptocoque.

Ce dernier se fixe dans la couche superficielle de la

[1] Ce coccus a été trouvé par M. Roux sur un jeune malade nommé Brisou.

muqueuse des premières voies respiratoires, s'y multiplie et provoque la formation de fausses membranes.

Il est souvent associé à d'autres microbes (voy. figure 1), sous forme de grains, isolés *(microcoques)* ou groupés en chaînettes *(streptocoques)*.

Certaines associations n'ajoutent rien à la nocivité du bacille de Löffler, mais l'association au streptocoque assombrit au contraire le pronostic.

Mais revenons à notre sujet.

Le sérum antitoxique étant le produit de réaction d'un animal soumis à l'action des poisons ou toxines du bacille de Löffler, pour l'obtenir il faudra :

1° Préparer des toxines ;

2° Inoculer les toxines à un animal ;

3° Retirer du sang de cet animal au moment opportun et le laisser se coaguler ;

4° Retirer le sérum qui se sépare spontanément du caillot sanguin.

A

Pour préparer des toxines réellement efficaces, il faut posséder un bacille de Löffler très actif, capable de fournir une culture qui, âgée de vingt-quatre heures, peut tuer un cobaye du poids de 300 grammes en l'espace d'un jour.

On cherche ce bacille dans les fausses membranes du croup. On le trouve avec ce degré de virulence une fois sur quatre.

Je l'ai rencontré dans une série d'échantillons mis très gracieusement à ma disposition par M. le Dr Rabot. M. Nocard a bien voulu aussi nous en adresser un spécimen.

Lorsqu'on est en possession de ce *bacille type*, on le propage dans de grands ballons chargés d'1/2 litre à 1 litre d'excellent bouillon.

Le bouillon est étalé en couche mince, afin d'offrir au contact de l'air une aussi grande surface que possible.

Le bacille ne végète bien et surtout ne forme bien ses toxines qu'au contact de ce gaz.

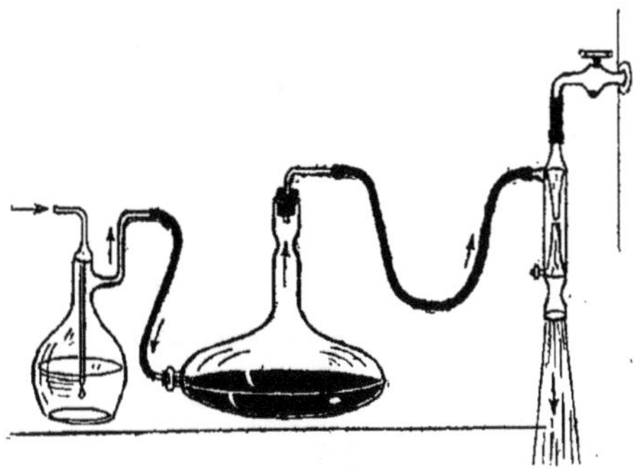

Fig. 2. — Dispositif adopté pour la culture du bacille de Löffler. — A, Vase à fond plat, dit flacon de Fernbach ; *t*, tubulure inférieure pour l'entrée de l'air. — V, flacon témoin et laveur dans lequel l'air pènètre bulle à bulle. — T, trompe à eau aspiratrice déterminant le renouvellement de l'air dans le système.

On réalise ces conditions : en semant le bacille dans du bouillon de bœuf additionné de 20 grammes de peptone par litre ; en utilisant des vases à fond plat (A) munis d'une tubulure latérale inférieure *(t)*, à travers laquelle pénètre dans le récipient un courant d'air saturé d'eau (voy. fig. 2) ; ou bien encore des flacons de Mariotte couchés horizontalement sur des supports *ad hoc* (voy. fig. 3).

Le renouvellement de l'air est assuré par l'action d'une trompe (T, fig. 2) qui appelle le gaz après l'avoir fait barboter bulle à bulle dans un flacon laveur *(v)*.

Les microbes étrangers en suspension dans l'atmosphère sont retenus soit par l'eau du flacon laveur soit par la bourre de coton interposée entre ce dernier et le récipient où se fait la culture.

Quand une culture de bacille diphtérique est installée de cette façon dans une étuve chauffée à + 37 degrés, elle se trouble dès le lendemain. A ce moment, elle peut faire mourir un cobaye par injection sous-cutanée à la dose de 1/4 à 1/2 centimètre cube, mais elle est bien loin d'être aussi riche que possible en bacilles et en toxines. Il est donc nécessaire de laisser la culture s'enrichir des deux manières pendant un mois environ.

Cette opération étant assez longue doit être conduite sur un bon nombre de récipients à la fois, douze à dix-huit et même plus, suivant les besoins de l'institut ou l'intérêt que l'on peut avoir à tirer parti d'une excellente semence.

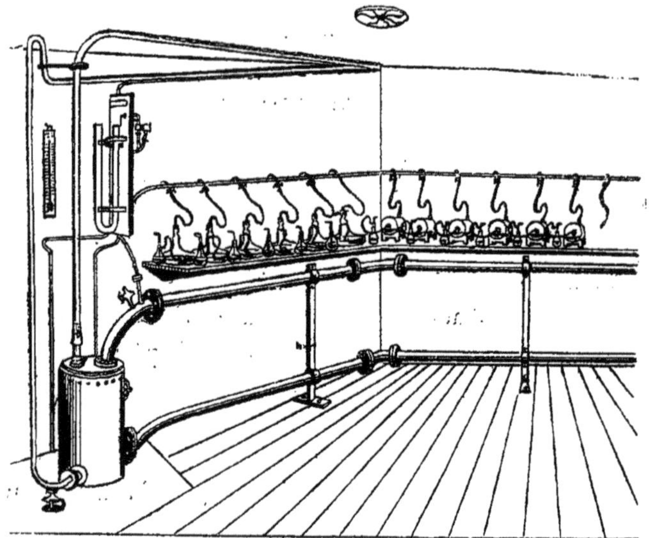

Fig. 3. — Un coin de l'étuve — chambre où sont installées des cultures du bacille de Löffler, soit dans des flacons de Fernbach, soit dans des flacons de Mariotte couchés horizontalement.

Ici, elle est installée dans une chambre, munie d'un régulateur (R), chauffée par un thermosiphon (T) à 37-38 degrés.

Chaque vase à culture pourvu de son flacon laveur est relié à une rampe tubulaire (Ra) communiquant elle-même avec une trompe aspiratrice (voy. fig. 3). Sous l'influence du vide relatif fait par cette trompe, l'air circule pendant plusieurs heures par jour à la surface du bouillon de culture.

Au bout d'un mois, les cultures sont jetées sur un papier et définitivement filtrées à travers un filtre en porcelaine ou en amiante sous une pression de deux à trois atmosphères.

Les microbes sont retenus sur la face externe du filtre. Le bouillon chargé de toxines est reçu à l'abri des germes de l'air, dans des flacons parfaitement stérilisés.

On lui donne par abréviation le nom de *toxine diphtérique*.

Elle diffère de la culture complète par sa merveilleuse limpidité et l'absence du bacille de Löffler.

Mais ce liquide transparent et ambré est aussi malfaisant qu'il est beau.

Il renferme le poison diphtérique et reproduit chez les animaux tous les troubles généraux ainsi que les paralysies observées sur les enfants atteints de la diphtérie.

Dans tous les cas, il possède les qualités cherchées, lorsqu'il tue un cobaye de 3oo à 4oo grammes, à la dose de 1 décigramme, en l'espace d'un jour.

Une toxine capable d'un tel méfait est regardée par MM. Behring et Ehrlich et par M. Roux comme une *toxine type*.

Nous en avons maintenant à notre disposition plusieurs litres que nous conservons dans un lieu frais et obscur.

B

Cette toxine redoutable est pourtant immunisante si on l'injecte à très petites doses d'abord, puis à doses graduellement croissantes [1]. A la longue, elle donne au sérum sanguin un pouvoir curatif et préventif.

M. Behring a préparé du sérum curatif en immunisant des lapins, des chiens, des moutons, des chèvres.

Mais ces animaux fournissent une trop petite quantité de sérum et ne sont pas avantageux, en se plaçant au point de vue des applications pratiques.

M. Aronson, de Berlin, a préconisé le cheval. M. Roux a accepté ce choix pour plusieurs raisons : le cheval supporte mieux la toxine que les espèces précitées, on lui retire beaucoup de sang, et son sang est naturellement moins toxique que celui du chien, animal qu'on aurait pu lui opposer sous le rapport de l'économie.

Tous les chevaux sont bons à cet usage, pourvu qu'ils soient vigoureux, qu'ils mangent bien et soient exempts de maladies transmissibles à l'homme. Le choix des sujets doit donc être fait avec soin et en usant des moyens révélateurs que la bactériologie a mis à notre disposition pour découvrir des affections cachées.

Le choix fixé, on procède à l'immunisation avec les plus grandes précautions.

Certains chevaux sont à ce point sensibles à l'action de la toxine diphtérique que leur vie est mise en danger par une première injection sous-cutanée de 1 centimètre cube.

Aussi est-il prudent de commencer les injections avec des doses plus faibles ou avec de la toxine affaiblie par son mélange avec de l'eau iodée.

Ces injections produisent habituellement une fièvre intense et, au point où elles ont été poussées, un gonflement chaud et très douloureux ; les animaux deviennent tristes et perdent l'appétit.

---

[1] Elle est si délicate à manier, qu'il est impossible de songer à l'employer sur l'homme.

Il est indiqué de renouveler les injections tous les deux jours en élevant graduellement la dose, au fur et à mesure que les chevaux manifestent de la tolérance pour la dose précédente, jusqu'à la dose de 5o à 6o grammes.

Mais on est souvent contraint à rompre la régularité ascendante des injections.

En réalité, avant de faire une nouvelle injection, il faut attendre que la température soit redevenue normale, l'appétit suffisant. Cela demande quelquefois plus de deux jours.

Enfin, parfois, le sujet a si peu de tolérance qu'il faut diminuer les doses ou espacer leur administration sous peine de le conduire au dépérissement.

Si l'on songe que l'immunisation d'un cheval exige l'introduction sous sa peau d'1 litre à 1 litre et quart de toxine, si l'on tient compte des incidents que je viens de raconter, on devine combien est longue la préparation d'un sujet. Avant d'arriver au but, il faut au minimum un délai de deux mois et demi, en moyenne un délai de trois mois.

Au temps matériellement nécessaire pour permettre à l'expérimentateur de faire tolérer 1000 à 125o grammes de toxine à un cheval, il faut ajouter un intervalle de quinze jours entre la dernière injection et la première récolte de sang, pendant lequel l'animal achève de transformer ou d'éliminer le poison qu'il a reçu.

Peut-être a-t-on ressenti quelque impatience à attendre le sérum que nous avions promis. Cependant nous avons marché aussi vite que les circonstances nous l'ont permis. Au surplus, je crois que Lyon est la ville de province qui, la première, suffit à ses besoins.

En résumé, le cheval acquiert l'immunité au prix d'une série d'infections dont chacune provoque une augmentation du pouvoir microbicide et antitoxique du sang.

Quand on suppose que ce pouvoir est suffisant, on le

détermine par une expérience préalable, sur le cobaye. Si le sérum est capable d'immuniser 5o.ooo fois son poids de cobaye, autrement dit, si une injection de sérum représentant la 5o.ooo^e partie du poids d'un cobaye est capable de préserver celui-ci contre une injection de culture virulente, il est bon pour servir au traitement de la diphtérie.

Si le pouvoir antitoxique est supérieur à 5o.ooo, le sérum est encore meilleur et peut être opposé avec plus de chances de succès aux diphtéries très graves.

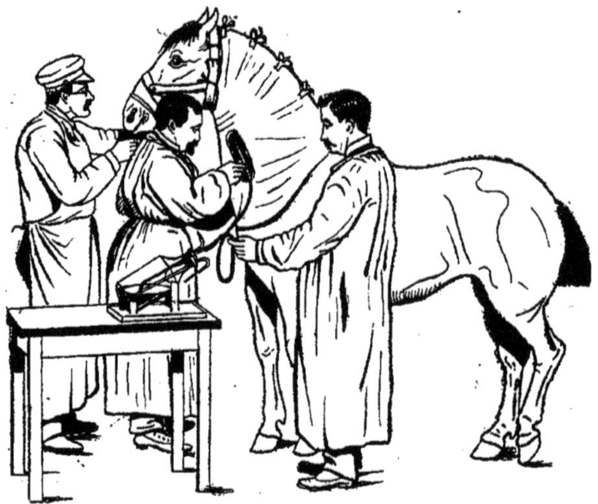

Fig. 4. — Récolte du sang sur le cheval immunisé.

On enveloppe alors l'encolure dans un bandage en toile, fenêtré en face de la région rasée, afin de préserver le champ opératoire, les instruments et les mains des opérateurs contre les poussières qui peuvent tomber des parties voisines (voy. fig. 4).

A la faveur d'une incision transversale faite à la peau avec un bistouri flambé, on plonge un trocart stérilisé dans la veine jugulaire en dirigeant la pointe du côté de la tête. L'instrument est tenu aussi délicatement que possible entre les doigts préalablement flambés.

On retire alors la tige centrale du trocart, la canule reste dans la veine et donne issue au sang. On s'empresse aussitôt d'établir une communication entre la canule et un grand flacon en verre à l'aide d'un tube de caoutchouc muni d'une tête métallique.

Flacon et tube de caoutchouc ont été passés à l'étuve et purgés des germes qu'ils pouvaient loger.

Le flacon, du type d'un flacon de Wolff, est maintenu incliné sur un petit établi en bois. Ses goulots supérieurs sont garnis de trois tubes: l'un conduit le sang près du fond du flacon; l'autre, tamponné d'ouate stérilisée, permet à l'air de s'échapper au dehors au fur et à mesure de l'arrivée du sang; le troisième servira plus tard à retirer le sérum; il est recourbé extérieurement et terminé par une pointe effilée.

Quand le flacon est à moitié rempli, il a reçu 1 litre et demi de sang. On le remplace immédiatement par un autre, puis par un troisième et même un quatrième, si la taille et l'état général du cheval permettent de lui soustraire en une .ois 6 litres de sang.

Ces flacons sont tous abandonnés au repos complet dans une salle à température ordinaire. On n'a pas à redouter la putréfaction puisque la récolte a été faite en se plaçant à l'abri des germes de la peau ou de l'air. D'ailleurs, si l'asepsie n'a pas été complète, il vaut mieux que l'on s'en aperçoive immédiatement plutôt qu'au moment d'utiliser le sérum sur un malade.

Vingt-quatre heures plus tard, si tout va bien, un sérum abondant, légèrement citrin, s'est séparé du sang coagulé.

On se met en devoir de le recueillir.

On opère toujours aseptiquement.

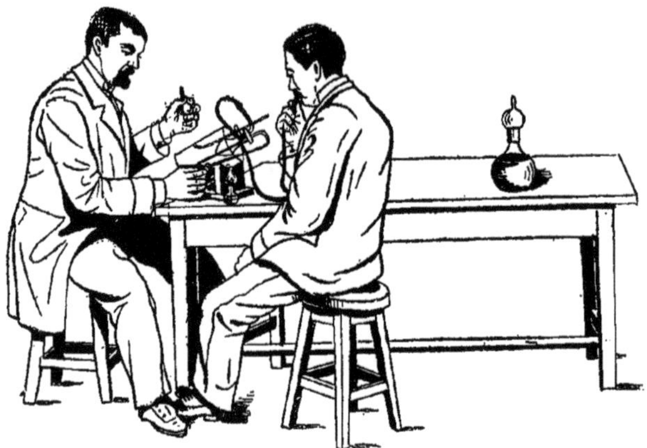

Fig. 5. — Extraction du sérum de l'intérieur du flacon où le sang
s'est coagulé.

Le tube d'attente dont il a été question plus haut est
flambé extérieurement, puis enfoncé dans le sérum par son
extrémité inférieure. La pointe fine extérieure est coupée
avec des ciseaux flambés. Un aide souffle dans le flacon à
travers un tube tamponné avec de l'ouate filtrante stérilisée.

Le sérum monte dans le tube sous la pression de l'air et
s'échappe au dehors dans des conserves de 250 centimètres
cubes sortant de l'étuve à haute température (voy. fig. 5).

Il est repris dans ces conserves avec des pipettes à boule,
distribué dans des flacons de 10 ou de 20 centimètres cubes
toujours stérilisés. Ceux-ci sont fermés avec des bouchons
de caoutchouc lavés au sublimé et conservés dans une solu-
tion antiseptique, après avoir reçu toutefois un petit mor-
ceau de camphre enflammé qui s'éteint au contact du
liquide.

On remarquera avec quel soin sont faites la récolte et la
répartition du sérum. A ces conditions seulement, il peut se

conserver en provision; à ces condition seulement, il peut être injecté sous la peau sans entraîner de phlegmon ou d'abcès.

Si l'on se rappelle que les chevaux ont été immunisés exclusivement avec des cultures de diphtérie filtrées sur des filtres en porcelaine, on reste convaincu que l'organisme des enfants soumis au traitement par le sérum ne reçoit aucun microbe étranger ou aucun microbe venant s'ajouter à ceux qu'il recèle déjà.

Lorsqu'un cheval immunisé a subi une première saignée, il reconstitue sa masse sanguine et le sang nouveau possède lui aussi des propriétés antitoxiques. Mais ces propriétés s'affaibliraient rapidement, si on ne reprenait pas l'usage des injections.

Habituellement, sans perdre une minute on profite de l'ouverture de la veine, pour déverser dans le torrent circulatoire un grand volume de toxines (100 à 150 centimètres cubes). Cette pratique n'est pas toujours sans danger.

Puis, tous les deux jours pendant deux semaines, on introduit sous la peau 50 centimètres cubes de toxine.

Enfin, on laisse l'animal réagir tranquillement pendant quinze jours et l'on procède à une seconde saignée semblable à la première.

On continuera de la sorte indéfiniment, ou pour mieux dire tant que l'animal supportera sans inconvénient la saignée et les empoisonnements alternatifs.

La résistance du sujet est en rapport avec son âge, sa constitution, son appétit, sa tolérance pour le poison diphtérique.

Il est rare que les différents chevaux d'un laboratoire soient doués au même moment d'un égal pouvoir antitoxique.

On choisit entre deux partis : mélanger les sérums et obtenir un sérum unique d'un titre moyen, ou bien déterminer le titre de chacun d'eux et les livrer tels quels en affectant les plus faibles au traitement des diphtéries bénignes, les plus forts au traitement des diphtéries très graves.

C'est à ce dernier parti que se sont arrêtés MM. Behring et Ehrlich, car la maison Lucius Meister et Brüning, de Hoechst-sur-Mein, vend trois sérums distingués par des numéros de 1 à **3** et contenant :

Le n° 1, 600 unités antitoxiques,
Le n° 2, 1000 unités antitoxiques,
Le n° 3, 1500 unités antitoxiques.

Ces auteurs appellent unité antitoxique la quantité de sérum qui neutralise dix fois le poids de toxine capable de tuer un cobaye de 300 à 400 grammes.

Le n° 1 est réservé au traitement des cas bénins, les n°s 2 et 3, au traitement des cas graves et très graves.

Ce système a des inconvénients dans la pratique non hospitalière. Il est plus sage de mélanger les sérums de manière à obtenir un sérum unique d'un pouvoir curatif au-dessus de la moyenne, approprié par conséquent [au traitement du plus grand nombre des cas.

Ce sérum conviendra aux cas légers, car qui peut le plus peut le moins; et aux cas graves, en renouvelant les injections.

Recueilli d'une manière parfaitement aseptique, le sérum peut se conserver indéfiniment. L'important est de savoir s'il conserve intactes ses propriétés thérapeutiques. J'ai entendu dire par M. Roux qu'au bout de plusieurs mois, le pouvoir antitoxique n'est pas sensiblement modifié. MM. Behring et Ehrlich affirment que si l'on conserve leur sérum à l'abri de la lumière dans un endroit frais, son activité curative restera intacte pendant plusieurs mois au moins.

N'ayant pu acquérir encore d'expérience personnelle sur

ce sujet, je me borne à enregistrer ces déclarations. J'ajouterai pourtant que mes connaissances sur le degré de conservation des produits d'origine microbienne limitent beaucoup mes espérances à ce point de vue.

En définitive, la préparation du sérum antidiphtérique exige des opérations indiscontinues : de l'étuve doivent toujours sortir de nouvelles provisions de toxines ; on cesse d'inonder de toxines l'organisme du cheval pour le spolier de sa masse sanguine et recommencer son intoxication ; on vérifie à chaque instant le degré de virulence des cultures, le pouvoir immunisant du sérum, et ainsi de suite.

Un institut est donc comme une usine qui ne chôme jamais sous peine de subir des dommages peut-être irrémédiables.

C

L'expérimentation sur les animaux a démontré que ce sérum a des qualités *préventives*, *curatives* et *antitoxiques*.

Si on injecte d'abord du sérum sous la peau de quelques cobayes, on ne peut plus les tuer par l'injection dans les muscles d'une culture complète de bacilles diphtériques, on ne peut pas non plus provoquer de lésions sérieuses par des inoculations faites sur les muqueuses. Donc le sérum est préventif.

Si on commence d'abord par inoculer le bacille diphtérique sous la peau ou sur les muqueuses, on peut sauver les cobayes en injectant le sérum douze à dix-huit heures après l'infection sous-cutanée et vingt-quatre heures après l'infection trachéale. Donc le sérum est curatif.

Toutefois, il importe de ne pas l'injecter trop tardivement, car il se borne dans ce cas à prolonger la vie de l'animal sans parvenir à la sauver.

Enfin si le sérum est mélangé à la toxine ou s'il est injecté avant ou peu de temps après celle-ci, il supprime ou arrête l'intoxication des animaux. Donc, le sérum est antitoxique.

Ces effets sont obtenus avec des doses très minimes, puisqu'il suffit de donner à un cobaye la 5o.ooo^e partie de son poids d'un sérum ayant une activité moyenne, et la 1oo.ooo^e partie de son poids d'un sérum très fort, pour le préserver contre une dose mortelle de culture diphtérique.

III

APPLICATION DU SÉRUM AU TRAITEMENT

La diphtérie est au premier rang des maladies microbiennes contre lesquelles on peut employer fructueusement le sérum immunisant et antitoxique, parce qu'elle est au nombre des maladies à microbes localisés, dans lesquelles l'encombrement des voies aériennes est surtout compliqué d'intoxication ou d'empoisonnement.

En effet, sous les fausses membranes de l'arrière-gorge ou du larynx, dans la couche superficielle altérée de la muqueuse, le bacille diphtérique ou bacille de Lôffler élabore des poisons qui passant dans le sang troublent la température, le cœur, la respiration, les reins et menacent finalement le système nerveux.

Les phénomènes d'empoisonnement sont généralement plus redoutables que l'obstacle mécanique dû à la présence des fausses membranes.

N'oublions pas qu'il est des diphtéries mortelles presque sans fausses membranes.

En outre, on est averti dès le début des dangers qui menacent les malades par l'existence des troubles locaux, de sorte que le traitement peut être institué assez promptement pour conjurer le mal avant qu'il ait pris des proportions irrémédiables.

S'opposer à l'extension des fausses membranes, provoquer la chute de celles qui existent, favoriser la réparation de la couche superficielle de la muqueuse par la disparition des bacilles qui s'y sont établis, corriger les troubles résultant de l'intoxication, telles sont les indications à remplir pour combattre la diphtérie.

Elles exigeraient l'emploi simultané d'un traitement local et d'un traitement général.

L'usage du sérum les réalise tous les deux simultanément. Par ses qualités immunisantes, le sérum fait disparaître les bacilles et les fausses membranes de la surface des muqueuses; par ses qualités antitoxiques, il neutralise les effets pernicieux des toxines élaborées au niveau de l'accident local.

Il suffit de lui venir en aide et d'entraîner les fausses membranes par des lavages ou des irrigations d'eau bouillie ou de liquides simplement antiseptiques.

Dans les cas les plus graves de croup, il faut assurer l'exercice de la respiration soit par l'introduction d'un tube dans le larynx, soit par l'opération très redoutée de la trachéotomie quand l'intolérance du larynx pour un tube est excessive.

Je n'ai pas qualité pour entrer dans de grands détails sur les applications de la sérumthérapie au traitement de la diphtérie humaine.

Je me bornerai à dire que le sérum est injecté sous la peau à la dose de 10 à 20 centimètres cubes.

En général, dans les cas légers, une injection suffit à modifier heureusement l'état général et local. L'influence sur la délimitation et le détachement des faussses membranes est extrêmement remarquable. La fièvre tombe, l'appétit reparaît. L'état général des malades surtout reste satisfaisant.

Lorsqu'une injection ne suffit pas à produire cette amélioration, on en fait une seconde le lendemain et, au besoin, une troisième et une quatrième les jours suivants.

Etant donné le poids moyen des enfants le plus exposés à la maladie, ceux-ci reçoivent environ un millième de leur poids de sérum à chaque injection.

La valeur d'une méthode auxiliaire de traitement se juge à ses résultats. Or, si on consulte l'opinion des médecins qui s'occupent particulièrement de la diphtérie, elle est presque unanimement favorable à la sérumthérapie.

A Paris, à l'*Hôpital des Enfants Malades*, MM. Roux et Martin, MM. Roux, Martin et Chaillou ont constaté que la mortalité pour tous les cas de diphtérie, pendant quatre années, de 1890 à 1893, était environ de 50 pour 100, exactement 53,26 pour 100.

Sur 300 enfants diphtériques traités par le sérum avant la communication de M. Roux à Budapest, la mortalité globale moyenne s'est abaissée à 26 pour 100.

Et, sur 348 enfants traités par le sérum, du 1ᵉʳ septembre au 31 décembre 1894, la mortalité moyenne est descendue à 11,2 pour 100.

Je tiens ces indications de M. Chaillou, interne des hôpitaux, chargé de surveiller les traitements et d'établir le diagnostic bactériologique de toutes les angines à fausses membranes.

J'ai recueilli des renseignements sur 979 cas traités par le sérum dans les services hospitaliers de plusieurs médecins allemands. La mortalité globale moyenne n'a pas dépassé 13,13 pour 100.

A l'hospice de la Charité de Lyon, sous la savante direction de **M.** le Dr Rabot, on a traité par le sérum 59 diphtéries véritables, du 15 octobre 1894 au 15 février 1895 ; la mortalité moyenne a été parmi ces enfants de 8,5 pour 100.

Je dois ces renseignements à l'extrême obligeance de **M.** Dreyfus, interne du service.

L'heureuse influence du sérum se fait sentir sur toutes les variétés de la maladie diphtérique.

Si l'on divise les malades en deux groupes : la mortalité dans les cas d'angine, à l'Hôpital des Enfants-Malades, est descendue de 34 pour 100 à 12, puis à 5 pour 100 ; la mortalité dans les cas de croup est passée de 74 pour 100 à 49, puis à 31 pour 100.

Grâce au sérum le nombre des morts est 6 à 7 fois moins grand dans les cas d'angines diphtériques, 2 fois moins grand dans les cas de croup ou de diphtérie laryngée.

Près de ces avantages résultant des vertus curatives et antitoxiques du sérum, je dois signaler les avantages résultant de ses qualités préventives.

Ces qualités se manifestent merveilleusement dans le laboratoire. En Allemagne, plusieurs médecins ont pratiqué des injections de sérum sur des enfants qui avaient eu des contacts avec des malades. Presque tous les inoculés ont été préservés ; les autres ont contracté une diphtérie bénigne. On pressent l'usage qu'on pourrait faire du sérum à ce point de vue dans les familles ou les écoles visitées par la contagion.

Cette précaution est d'autant plus utile que les convalescents, dont on se méfie peu, portent longtemps le bacille diphtérique dans leur gorge.

Le sérum est préventif à la dose de 2 centimètres cubes.

La plupart des médecins pensent que le sérum est inoffensif par lui-même et lui attribuent simplement quelques éruptions au cours de la convalescence.

D'autres l'accusent de produire des complications du côté des articulations et même du cœur.

Je suis frappé de la similitude des accidents attribués au sérum avec ceux qui compliquent d'ordinaire les diphtéries graves.

En tout cas, mieux vaut ces complications que la mort !

On n'aurait pas à les redouter après les inoculations préventives, puisque la dose de sérum injectée à chaque personne est relativement très minime.

Tel est, sur ce point particulier, le résultat des efforts des vingt années qui nous séparent de la rénovation de la bactériologie.

Ces efforts nous ont montré la cause tangible et le mode de contagion de beaucoup de maladies virulentes ; ils nous ont expliqué d'une manière rationnelle les symptômes de ces maladies ; ils nous ont appris la manière de les prévenir en se servant de leur propre agent modifié par nos soins ; enfin, ils se sont concentrés sur cet état quasi mystérieux qu'on appelle l'immunité, et c'est en voulant déchiffrer l'énigme qu'ils ont abouti à la sérothérapie, méthode générale qui nous permet d'espérer bientôt de nouvelles applications et de nouveaux bienfaits pour l'humanité, car on parle déjà de la sérothérapie de la fièvre puerpérale, de la pneumonie, de la fièvre typhoïde, du choléra, de la tuberculose.

Un de nos maîtres chers et éminents, H. Bouley, qui aux heures de lutte avait soutenu de sa plume et de sa parole autorisées l'œuvre de M. Pasteur, émerveillé d'assister à la découverte, puis à l'atténuation des microbes pathogènes, s'écriait un jour, comme le grand prêtre Joad dans Athalie :

> . . . . Mes yeux s'ouvrent,
> Et les siècles obscurs devant moi se découvrent.

Exclamation vibrante d'enthousiasme plus justifiée aujour-
d'hui que jamais, car jamais la bactériologie n'a traversé de
périodes plus heureuses.

Sur l'océan des maladies contagieuses, longtemps obscur,
les ténèbres se sont dissipées. Si la pleine clarté ne règne
pas encore partout, du moins apercevons-nous çà et là
des points lumineux qui brillent comme des phares et nous
permettent de toucher au port.

Remercions les pilotes qui nous font atterrir, mais n'oublions pas la gratitude que nous devons aux savants qui nous
ont montré la voie et épargné les écueils de la route, enfin
à tous ceux qui depuis vingt ans sondent dans leurs laboratoires les mystères de l'immunité.